OPA'S SUDOKU BUCH

100 Rätsel mit Lösungen

BAND 2

Inhaltsverzeichnis

Sudoku-Regeln:	3
Sudoku Rätsel :	4-103
Lösungen:	104-128

Sudoku 9X9:

Sudoku ist ein Zahlenplatzierungsrätsel. Ein Sudoku besteht aus 81 Feldern, die in 9 Spalten und 9 Zeilen angeordnet sind und somit ein Quadrat bilden. Dieses Quadrat ist wiederum in 9 kleinere Quadrate zu 3 x 3 Feldern untergliedert. Dabei sind folgende Regeln zu beachten: Es dürfen nur die Zahlen von 1 bis 9 verwendet werden. Das Quadrat muss so ausgefüllt werden, dass jede Ziffer (von 1 bis 9) in jeder Reihe und in jeder Spalte und in jedem kleinen 3 x 3-Quadrat genau einmal vorkommt.

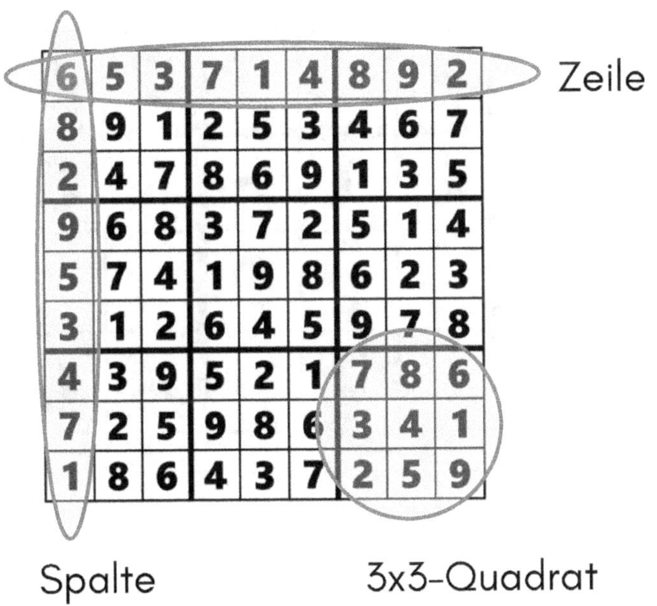

Lösung auf Seite 104

Sudoku #1

	9				2	1		
			9	3	1	6	7	
			6				2	
	7							6
4							3	
			3		5	7	4	2
9			4	1	6		8	5
	3				9			
5				7		4	6	

Sudoku #2

				9		2		1
2		1			5	8	9	
				6			4	3
7					3	1		
	2				6		8	4
			9	2		6		
4	9	2	5			3		
6	1		2	3	9	4		
			6					2

Sudoku #3

				9				
				4		5	6	9
3	6	9	2	8		4		
2			1	7		3		8
8	1				9		5	
6							4	
	4	8		3			1	
		1	5					
5	3		7					

Sudoku #4

9					1	3		
		4	2		7			
	7			8		6		5
		8	1			9		
	1		6	9		7	8	
				3			1	2
2	6	5	8	1	9			
						2		
		1						

Sudoku #5

5				8	1	4	7	
			4					
			6		3		2	1
	7		8					
4					6			5
				9	4		3	
1		2			7			
	8			4	2	7		3
3		7	9			5		

Sudoku #6

							6	
	7				2	8		
1	6	5	8					2
8		7	2		1			5
				7				
6	2			4		3		
3	8			2			7	
	9					2		3
			5			6	4	

 Lösung auf Seite 105

Sudoku #7

					7	4		1
			1		6			2
	9			4	3	8	5	
8								5
	7	9	3	6		2		
		4					1	
		1				5	6	
			7				8	
	5		6	1	8		2	7

Sudoku #8

	3		1					
		9		7	8			
4	7	1		5	3	6		
	9	7					4	
					2		9	
3	8	4	7		6			
			3	4	5		2	7
7				1			5	
5	4			2				

Lösung auf Seite 106

Sudoku #9

	4		1	8			3	
	8		9		5			
6		7		3				
								8
	5					7	6	
		8		2	9	3		
3	2						9	5
	6		8	5		2		
		5						3

Sudoku #10

		4		7		1	8	3
2				3		5		
			1		5			4
		9	3			8	2	1
	6	8		1	2			
			5		8		3	
9				8				
	1			5			6	
7	3						1	

Sudoku #11

8		3	1			4		
7					9	3		
			4					
2		1			4	9	3	
6					2		4	
	7							
	2	8			3		6	7
3	5	9	6					
				2		1	9	3

Sudoku #12

	2			5			1	4
				4		3	2	7
	1	4		9				6
							7	
				6	4	1		5
3								8
4		1		8				
	7				5	6	4	
	3				2		9	1

Lösung auf Seite 107

Sudoku #13

			8	9				
6	9	8			5		2	
	3	1	7	2		9		
		4	1	6		8	5	
			5					
	7				2	3	6	
								8
2		9	6	3		5		
5		7		4			3	

Sudoku #14

8		2	7					
5								2
4		1		9			6	
		6	2	5			1	
3			6		7	5		
	2	5	1				8	
1					6			3
	4			3	8			6
	9		5	2				

Lösung auf Seite 107

Sudoku #15

					8	7		
			1	2	3	6		
3	4	5		6				
	5		3			9		6
1	8	6	5		9	3		
9					6		5	7
	1	3					6	9
	2		6	9			3	1

Sudoku #16

		6	7			4		
2	7	5				3		
	3		6		9			
4			3				8	7
	5	3	9	6	8			
9								
	2	1	5			7	9	
				1	7	5		
5		7		9				1

Sudoku #17

3	5			1		6		8
	1				3			
		8	7	6				
		7	4					6
5	4			8		1	9	7
					1	3	4	
					7	5		
			5	2				3
4		5			8		2	9

Sudoku #18

				7			6	
	9	1	3				5	2
	3	6	5				7	1
		3			2		9	7
	4	9	8	1		6		
		5		6				4
								9
					5	8		
3							1	6

Lösung auf Seite 108

Sudoku #19

		4	8	6	1		5	
6	2	9		3				8
5	8	1		9				7
	6					2	7	4
			3			1		
8								
		8			4		3	
1	9							5
3			6	1		8		

Sudoku #20

			1			6		
	6						9	7
		2					3	
4			8		2	3		
	2		3					1
		5		1			7	
9				7	3	2		4
	7						1	
5		3	2			7		9

Lösung auf Seite 109

Sudoku #21

			4		9		8	
8				1				
9			5		2	6		4
	8	6	2		5	1		
	3				1		9	
	2		3					
		8	7					1
6	5		1		3		7	
7		2					5	

Sudoku #22

			7		6	4	3	1
					3		7	
	7			9				
	6	9			2			
	3				8			
4	1	5				8		2
	8			3	7	1		
1				2		3	8	9
9		3				6		7

Sudoku #23

				1			7	
4		9	7	6		5		8
	7		5		3		1	2
			2	3				
	5				7	4		
9	8		1					
	2						4	
8		1			5		9	7
5							2	

Sudoku #24

5		2				8	1	
	8			3	2			
	4				8	6	7	
	1							
	6	7	8					
		8	4	1	9			
8			6	9	1		3	
7								5
		6			4	2		

 Lösung auf Seite 110

Sudoku #25

	8	9	5		2			3
			4		1	8		9
6	4				3			
					5			
3	1			2				4
5			7	3		9		8
8								
	6	2		4		5		
	3		2	8	9			

Sudoku #26

1	6	5	7			3	9	
	2		5				7	
9	8						2	4
	4			6				
6	5							
2			3	7	8		4	5
8	9			3	6			
5								9
		6	9			2		

Sudoku #27

6	4	1	2				7	8
7			8	9	1		6	
					7			
8				7				2
4	3				5			
	2				4			
5			6		8		2	3
			5			1	9	
			7			8		5

Sudoku #28

					6	4		
4	5			7				8
					4	1		5
5	7		4	3				2
		2						
3		1	2		5		9	4
7	9	5	1		2	6	4	
	6		9				8	

Lösung auf Seite 111

Sudoku #29

		2			4	7	6	8
		7	1	6	2		3	5
	1			7			8	
		8	3					6
	3		2	8	1			
	2	5		1				4
4		3	6	2	7		5	
	6							7

Sudoku #30

		8		4		6		
			9	7	8		5	4
	4			5		8	1	
2	7		4	9			6	8
9	1				5			
	6		7					1
1			2	3	4		8	
	5						9	6

Lösung auf Seite 111

Sudoku #31

4		5	6					
	3							
	9					5	8	
			2		6	9		8
		4		1		3		
8				4	3			
2			5		9		3	7
	7	6		8		2	9	
	8		3		7			6

Sudoku #32

		4		6	9			
2						5		
3		5	7					
		9				7		
	2			9				6
	5	1	4		7		8	
1			9	5	6	4		3
					4	8		
			2	8		9	7	1

Sudoku #33

2	9			3	6			
5							6	
	6	1		7			9	3
	3	8	6			4		
	5				7			
4		2					1	
			1			6	8	
	1			6		2	3	
				2		9		

Sudoku #34

4	8	2	6					7
	9		1	7	8	5		2
1						8	6	9
2	7		4					
5	1				2			
		8		5			7	
	6			3				5
8			9					6
	3							4

Lösung auf Seite 112

Sudoku #35

9	7	4			8	6		
		3		7			9	1
	1				9		3	
	9		6		5			7
		2	1				6	9
6			7			1		
			9	4	1		8	
			8			3		
	8			3				

Sudoku #36

		3				4		1
1						2	5	
			1	7				9
			5		7	1		
	6	2		4	1			3
			9			5		8
4	9	6			5	8	3	
3							1	5
		1	7	9				

 Lösung auf Seite 113

Sudoku #37

8			1		5			3
			2	9		8		1
1	2			7		4		
9	7	4		1	2	6	5	8
		5		8	4			7
	1							
7	4		5	3		2		
	3				7		1	

Sudoku #38

3		8					2	
			9				1	
1				3	2			
8	7	3	4			1		
	9		7	2			8	
		2		8		7		5
					4		5	
9		4	2		3		7	1
7	2			1				

 Lösung auf Seite 113

Sudoku #39

	5	9		6	7	1		8
1		6		5		4	3	
		7	1		3			
	1							
2							9	
					6	8		
					8	2	4	9
		8			9			3
	7				5	6		

Sudoku #40

4					7			3
9	5			6				2
6			2	4	3	1		5
			4	3				
7		1		2			6	
	2				8			4
1								
2		9		8			1	
8			1				2	

 Lösung auf Seite 114

Sudoku #41

	6					4		2
4	7			1				
	2	9		7		8	1	
7	8	4			1			3
				8		5	2	
2	5		9			7		
							4	5
		5	1					8
1				9				

Sudoku #42

		7		9			4	
9		3	7					6
	4	5			3			
	1		5		9	3	8	
			8		1	9		
3		9						5
2	3				8			
				5		6		
5	9	1			7		2	4

 Lösung auf Seite 114

Sudoku #43

				7	8			
5			9			1		
			3			9		
	7	3	6				8	4
	4			9		7		
	5				7		6	
		7		5			4	3
		8				6		
3	6						9	7

Sudoku #44

	5	9		7	4	6		8
	8		9	2	3			4
4				6				7
1				9	7		2	
		5	3		6	9	7	
7								6
					9	5		
9		8						
	4		6					

 Lösung auf Seite 115

Sudoku #45

	3			4				7
					9			1
					7			
	5	1	4	7			2	6
2		9	1	5	6	8		
6						4	1	
	9	5		2		1		
	1		9			7		
	2			1	3			9

Sudoku #46

		4	6		8	1		3
3				1		6	9	
	1	6	9		3	2	8	
		9					5	
6	4	1				8		
	5		3					
		3	8		6			
	6				5			1
2			1					

Lösung auf Seite 115

Sudoku #47

		3						
				1	2	7	3	8
			4	5	3		9	
		9		4		1		
	5			7				9
	3		2		8	4		
5	8	1	9				7	
3								6
2								1

Sudoku #48

	3			8	5	6		2
		8					1	5
2				9	7		3	
							6	
5		4				2		
			4		9			7
			5		8	9	2	1
9		5		1				
	8	3			4			

 Lösung auf Seite 116

Sudoku #49

				3		7	1	5
		8						4
	7						9	
			8					
6	1		4	9			8	2
4		2				5	7	9
9	3		2	1	7		6	
	2					9		7
	4			8		1		

Sudoku #50

	3		4			1		9
1	9			7	8			
	8	6	3		9	4		
7				3	4	8	5	2
	4			5				
	6			8				
						9		
	2		8	9				
	7					3	2	4

Sudoku #51

		5						7
9	6	4			8			
		3				4	9	8
		7					5	3
			3					
	3	6	9		2			4
	7		8	6			4	5
8		1		2				
		9	4		3			1

Sudoku #52

8	3		7				9	
4			6	9		7		
		9		8	1	6		
3	4	7			5			
5		2				3		
1	6			7	4			9
						8	7	
		3				9	6	
			5		8			

Sudoku #53

8		4	7		5			6
			6			9	5	
5					9			8
		8					2	4
	4	9			3	1		
	7		1			8		
			3			4	1	
7								
		3			2	5	8	

Sudoku #54

3			7			2		
7		4				5		9
		8			9	6	4	
	4	7	2		3		9	
	3							6
	5							
9		2	8			7	1	
				2				
4		5	1		7	3	6	

Sudoku #55

	8	5	7	3	4			
3		9		2	1			
	2			8		7		
				4	7	9	1	2
1	4		2					5
				5			6	
		3	6	7			9	
9				1	8			
7				9	5		3	

Sudoku #56

	4	6					3	
2			4					6
					8	1		4
				7	4	9		
		8		3	2	7	4	
5	7				9			3
9					1			
		5			7			2
				2				9

Sudoku #57

7		6	1					
			2		9		3	
		2	3		6			7
		5						9
		3			4			6
8			9			3		
3				2	5		4	1
	8				7	2		
4		7		1			5	8

Sudoku #58

		2						
9			5					1
3	1	4	2		7			8
					6			4
		6					2	
4			1			8		6
		1		9			3	
		7			1	6	9	2
5		3	6		2		8	

Lösung auf Seite 118

Sudoku #59

3	4	5						
	6		4		3			
8			2					4
			1		7			
1	3			9		4	7	5
						6	3	
					9			
			7		2	8	9	3
4		8			1	7		

Sudoku #60

	3		9	8	4	5		
6				2	3			
3								
4		5			7	2	8	1
		2		9		4		
2			4		9	3		
7	1	3	2				5	4
9		4				7		6

Sudoku #61

2	7	8				3		
4	1		6	7	2		5	
6	5							4
3						1		
					4	6	8	
			3	6		7	2	
		1	9					
				4			1	
		4	7		1			

Sudoku #62

7	5		4	8		2		
		1				8	4	
4					2		3	
	1	4				5		6
		7	5					
		3		9	6			
	7				4			
		2	3			4	7	8
	4				1		9	

 Lösung auf Seite 119

Sudoku #63

				2				
	7			4		3	8	
		3	8	9			1	
				3	2	1		
	8		7				4	
4		1		6			7	
7	4	5			1	9		6
6						4	2	
	3							

Sudoku #64

2				9				5
	1							7
		6	8		5			
3		1			9	2		8
		2						
9		7			2			6
	2	8	9		4			3
		9			1	4		2
		4	7		6		5	9

 Lösung auf Seite 120

Sudoku #65

		8						
9				6	3	7		5
		1		2	5			
		4			8	5	7	
						1	2	6
5	1	9						4
4	8			1		6		
		3		8	2			
2		6		9		8		

Sudoku #66

2	3	7			9		4	
8		1	2		3	5		9
				4	1		8	
	5		9					
								7
				3		2	5	
	2	6		1		8		3
3								5
4		8			5			

 Lösung auf Seite 120

Sudoku #67

5	3	4		7		2		1
	9		4					
					5	6	3	
		7	2		8			
			1	6	4		8	
	4					9		
8	6		3				5	
	5		6					
4	7		5					3

Sudoku #68

	3	8	6			7	9	
			8		5			
	7	2	9			1		
						4	2	
	4	3		8	7			1
	5		1	3		6	7	
7					1			
3				2				
		6		5		3	4	

 Lösung auf Seite 121

Sudoku #69

7		2			6			4
	4		7	2				
1					8	7		
			1	8			2	
5								9
8		9	2			1	3	6
					2			
	8	3		5				1
	5		8	6			9	

Sudoku #70

					7	6	8	
8		6		3				
3	4				8			
	6			7		1		
2			6		1	3		4
	7	1				8	5	
			2					
	3	8		5		9		
		2		8	4		3	

Lösung auf Seite 121

Sudoku #71

6		3		1	4	8	9	
			2					
	4			6				
	6							4
	7		1			6		3
				4		9		
4				2		7	8	
7		5		8	6			
1	8	6	4	3				

Sudoku #72

					2	1	6	7
		8				5		
	2							9
8	5		1	7				3
	6	1	5				4	
		2			3		5	1
		7			8	3	1	6
1							7	
2		4	6			8	9	

 Lösung auf Seite 122

Sudoku #73

8				4	5			
	7		6	9				
						3	5	7
	8	1	4			9		
5			9					3
		9			1		6	
		2	3				8	4
	5		1		2			
3	9	7				5		2

Sudoku #74

		4	7	9	6			
9		2						
	6							
	1	8	4				7	
		5			9	4	2	1
3	4	9		7			8	
4					2	1	6	
			5	4			9	8
		7	6					4

Lösung auf Seite 122

Sudoku #75

9			3	8				
	4						7	3
	6	8	7	5				
	7		8		5	3	1	
			4		9			
		3			6	2		
		5				7		
	8	6					9	
	3			9		6	2	8

Sudoku #76

	4			1	2		9	8
9	7			6				
3		1			5		2	
	5	9	3					
6	2	7				4	5	
	3			5				
								5
		5		4	8			6
	9	4				1	8	

 Lösung auf Seite 123

Sudoku #77

		7	2	4	6	9		
6	9				7		3	
						7		
	3	1						
5		8		2		3	1	7
9		6	3			5	8	
				6			7	
	6		8		1	2		
					2		9	1

Sudoku #78

	2				7	3		
	9			1	3	2	5	
5	8			6	2			
				8				
	1		3	5	4	8		
		4			9	7	1	
6			4	9	8			
	5			7				
		1						7

Sudoku #79

6				9	2	8	5	4
9	4	1	7				6	
							7	9
	9				1	7	4	
3					9			
8	6				4		3	
					8		1	7
		9			3			8
	8			6			9	

Sudoku #80

4	7			8	1			
					9			
		9		3	4	7	5	6
		1						
			7		6	4	3	5
			3				9	1
	1					3		
	2	8	4		5		6	
				6	3			

Lösung auf Seite 124

Sudoku #81

			4	2		5		
3				9	6			
				5		3	6	9
		9		6	5	4	3	
	7							
1		5	9	8	4	7		6
	9		5					
	1				8			2
4	6		3		9			

Sudoku #82

3						1		
	8	1			2	7		
6			8			2		
			2		3			7
	2		4		9	5		
			1			4		
		9			1			
	4		9	3			7	
2	5	6		4				1

 Lösung auf Seite 124

Sudoku #83

					6			
	9	1			7			
2	8		9	4				
9	5		4		8		7	6
		8	5		3	2		4
6			2		9			
	3	7		5			2	
5	2						3	1

Sudoku #84

1	4			9				8
		9	1	8				3
	6		3					
	3		5	4	8	6		1
4	1			6				
7				1		8	4	9
				5	7		2	
				3		9		
		7						

 Lösung auf Seite 125

Sudoku #85

			8		6	4	9	
			4			1		2
4					2	3	8	
		8	7				4	5
3			9					
		4		2				
		9						
	7		2	1	5			
1	6	2			9			

Sudoku #86

	8		2		4		9	
	7							
				1	7	3		
	2	9				7	5	
								4
			3			8		9
		5	7	8	2	4		6
7	4		6			1	2	8
		8						

 Lösung auf Seite 125

Sudoku #87

				4				
5	6				1		3	
		2	3					
6	5		9		3			
7					4	5		6
		1		7				
	4			8			5	2
1				3		4		7
2		9		6		8		3

Sudoku #88

	1	2		8	5	6		
	6							
9	3	5		6		7		
3	7				2			9
		8	9			4		
			8				6	2
7	8			9		2		4
		3				9	7	
		1						

 Lösung auf Seite 126

Sudoku #89

4				2	5	9		
	6	9						
							1	4
5	9					1		
1					9		5	
					1		8	9
9	2			6	8	5	3	7
	7			1			6	2

Sudoku #90

	6	1	3	4				
5		7		2				
3	9	4	5		1	6		
8		3		9	4	5	2	
		5						4
6	4	9	1		2	3		
				1				9
							3	
	3			6				

Lösung auf Seite 126

Sudoku #91

3			9		8	1		
7								
8	9	5						4
					3		1	5
							6	
5	3		8		1	7		
		7	2		4	5		
	4		5	3	9		7	2
				1				8

Sudoku #92

	8	2	3		1			6
3	5	6		4				
	9		6	8	2			3
	1						2	
9	3		2				1	4
			5					
							7	1
	2	3			4	6		
8			1		5			

Lösung auf Seite 127

Sudoku #93

7	8		2					3
						4		2
						8	1	
	3			1	6			
5		6			3	1	8	
1	4				7	5		6
		9		7	2			8
	1		3			2	9	
	2	3			9	6		

Sudoku #94

1		4			8	2		7
	7					8		
8				3		4		6
	1		4		6			
4	6	8					5	
	5			8	2	6		
5		2		9		3	8	
	9		8					
6					5			

 Lösung auf Seite 127

Sudoku #95

	9			8	7			6
				1	6			
3		7	4			9		
7	5	6		4		1		
		4				6	8	5
1			5					4
								7
	7	9						1
				7	2	3	6	

Sudoku #96

4		8	5					9
	6		2			7	5	
		2	1		7	6	4	
8					3	4		
7						8		
	1	6	8					
	8	7		2		5	3	1
			7		5			
	4	5	3	6				

 Lösung auf Seite 128

Sudoku #97

				6			5	
7	9				5			1
5		8						
	5		6	9	2	1		
			5					
9		6			1	5	8	4
	8	3	7				6	
6				8		7	1	
	7		4				9	3

Sudoku #98

	6		9		2		1	3
2			1				7	
								8
		3		7	8	5	4	
			6	4				
		6		9	3		2	
6	2	9	4	1		3		
			3				9	
	4			5				

Sudoku #99

1					8			
	6		5	9	2	7		1
			3	1		2	5	
	1	4		8				
6		8	7			1	2	
			4					5
8		5			3	4		9
2					7	5		
9								2

Sudoku #100

	8	5			2			
6		9	1	7				3
3		2				4		7
	7		9				1	
			7		3		6	
		3	2	6				
	3		5					1
						2		4
5				4	7			

Sudoku #1

7	9	6	8	4	2	1	5	3
2	5	8	9	3	1	6	7	4
1	4	3	6	5	7	9	2	8
3	7	5	1	2	4	8	9	6
4	6	2	7	9	8	5	3	1
8	1	9	3	6	5	7	4	2
9	2	7	4	1	6	3	8	5
6	3	4	5	8	9	2	1	7
5	8	1	2	7	3	4	6	9

Sudoku #2

3	6	4	8	9	7	2	5	1
2	7	1	3	4	5	8	9	6
8	5	9	1	6	2	7	4	3
7	8	6	4	5	3	1	2	9
9	2	3	7	1	6	5	8	4
1	4	5	9	2	8	6	3	7
4	9	2	5	7	1	3	6	8
6	1	8	2	3	9	4	7	5
5	3	7	6	8	4	9	1	2

Sudoku #3

4	7	5	6	9	1	2	8	3
1	8	2	3	4	7	5	6	9
3	6	9	2	8	5	4	7	1
2	5	4	1	7	6	3	9	8
8	1	3	4	2	9	7	5	6
6	9	7	8	5	3	1	4	2
7	4	8	9	3	2	6	1	5
9	2	1	5	6	4	8	3	7
5	3	6	7	1	8	9	2	4

Sudoku #4

9	8	6	5	4	1	3	2	7
3	5	4	2	6	7	1	9	8
1	7	2	9	8	3	6	4	5
4	2	8	1	7	5	9	3	6
5	1	3	6	9	2	7	8	4
6	9	7	4	3	8	5	1	2
2	6	5	8	1	9	4	7	3
8	3	9	7	5	4	2	6	1
7	4	1	3	2	6	8	5	9

Sudoku #6

2	4	8	7	5	3	9	6	1
9	7	3	6	1	2	8	5	4
1	6	5	8	9	4	7	3	2
8	3	7	2	6	1	4	9	5
4	5	9	3	7	8	1	2	6
6	2	1	9	4	5	3	8	7
3	8	4	1	2	6	5	7	9
5	9	6	4	8	7	2	1	3
7	1	2	5	3	9	6	4	8

Sudoku #5

5	6	3	2	8	1	4	7	9
2	1	8	4	7	9	3	5	6
7	9	4	6	5	3	8	2	1
6	7	1	8	3	5	2	9	4
4	3	9	7	2	6	1	8	5
8	2	5	1	9	4	6	3	7
1	5	2	3	6	7	9	4	8
9	8	6	5	4	2	7	1	3
3	4	7	9	1	8	5	6	2

Sudoku #8

8	3	2	1	6	4	5	7	9
6	5	9	2	7	8	1	3	4
4	7	1	9	5	3	6	8	2
2	9	7	5	8	1	3	4	6
1	6	5	4	3	2	7	9	8
3	8	4	7	9	6	2	1	5
9	1	6	3	4	5	8	2	7
7	2	8	6	1	9	4	5	3
5	4	3	8	2	7	9	6	1

Sudoku #7

6	2	8	5	9	7	4	3	1
3	4	5	1	8	6	7	9	2
1	9	7	2	4	3	8	5	6
8	1	6	4	2	9	3	7	5
5	7	9	3	6	1	2	4	8
2	3	4	8	7	5	6	1	9
7	8	1	9	3	2	5	6	4
9	6	2	7	5	4	1	8	3
4	5	3	6	1	8	9	2	7

Sudoku #9

5	4	2	1	8	7	9	3	6
1	8	3	9	6	5	4	7	2
6	9	7	4	3	2	5	8	1
9	3	6	5	7	4	1	2	8
2	5	4	3	1	8	7	6	9
7	1	8	6	2	9	3	5	4
3	2	1	7	4	6	8	9	5
4	6	9	8	5	3	2	1	7
8	7	5	2	9	1	6	4	3

Sudoku #10

5	9	4	2	7	6	1	8	3
2	7	1	8	3	4	5	9	6
6	8	3	1	9	5	2	7	4
4	5	9	3	6	7	8	2	1
3	6	8	9	1	2	7	4	5
1	2	7	5	4	8	6	3	9
9	4	6	7	8	1	3	5	2
8	1	2	4	5	3	9	6	7
7	3	5	6	2	9	4	1	8

Sudoku #11

8	9	3	1	6	5	4	7	2
7	4	6	2	8	9	3	1	5
5	1	2	4	3	7	6	8	9
2	8	1	7	5	4	9	3	6
6	3	5	8	9	2	7	4	1
9	7	4	3	1	6	2	5	8
1	2	8	9	4	3	5	6	7
3	5	9	6	7	1	8	2	4
4	6	7	5	2	8	1	9	3

Sudoku #12

8	2	3	6	5	7	9	1	4
5	6	9	8	4	1	3	2	7
7	1	4	2	9	3	5	8	6
1	4	6	5	3	8	2	7	9
9	8	2	7	6	4	1	3	5
3	5	7	1	2	9	4	6	8
4	9	1	3	8	6	7	5	2
2	7	8	9	1	5	6	4	3
6	3	5	4	7	2	8	9	1

Sudoku #13

7	5	2	8	9	4	6	1	3
6	9	8	3	1	5	7	2	4
4	3	1	7	2	6	9	8	5
9	2	4	1	6	3	8	5	7
8	6	3	5	7	9	1	4	2
1	7	5	4	8	2	3	6	9
3	1	6	2	5	7	4	9	8
2	4	9	6	3	8	5	7	1
5	8	7	9	4	1	2	3	6

Sudoku #14

8	3	2	7	6	5	9	4	1
5	6	9	8	1	4	7	3	2
4	7	1	3	9	2	8	6	5
7	8	6	2	5	9	3	1	4
3	1	4	6	8	7	5	2	9
9	2	5	1	4	3	6	8	7
1	5	8	4	7	6	2	9	3
2	4	7	9	3	8	1	5	6
6	9	3	5	2	1	4	7	8

Sudoku #15

2	6	1	4	5	8	7	9	3
8	7	9	1	2	3	6	4	5
3	4	5	9	6	7	8	1	2
4	5	7	3	1	2	9	8	6
1	8	6	5	7	9	3	2	4
9	3	2	8	4	6	1	5	7
5	1	3	7	8	4	2	6	9
6	9	4	2	3	1	5	7	8
7	2	8	6	9	5	4	3	1

Sudoku #16

8	9	6	7	3	5	4	1	2
2	7	5	1	8	4	3	6	9
1	3	4	6	2	9	8	7	5
4	6	2	3	5	1	9	8	7
7	5	3	9	6	8	1	2	4
9	1	8	4	7	2	6	5	3
6	2	1	5	4	3	7	9	8
3	8	9	2	1	7	5	4	6
5	4	7	8	9	6	2	3	1

Sudoku #17

3	5	4	9	1	2	6	7	8
7	1	6	8	4	3	9	5	2
2	9	8	7	6	5	4	3	1
1	3	7	4	5	9	2	8	6
5	4	2	3	8	6	1	9	7
6	8	9	2	7	1	3	4	5
8	2	3	6	9	7	5	1	4
9	7	1	5	2	4	8	6	3
4	6	5	1	3	8	7	2	9

Sudoku #18

4	5	2	1	7	9	3	6	8
7	9	1	3	8	6	4	5	2
8	3	6	5	2	4	9	7	1
6	8	3	4	5	2	1	9	7
2	4	9	8	1	7	6	3	5
1	7	5	9	6	3	2	8	4
5	6	8	2	3	1	7	4	9
9	1	7	6	4	5	8	2	3
3	2	4	7	9	8	5	1	6

Sudoku #19

7	3	4	8	6	1	9	5	2
6	2	9	5	3	7	4	1	8
5	8	1	4	9	2	3	6	7
9	6	3	1	5	8	2	7	4
4	7	5	3	2	9	1	8	6
8	1	2	7	4	6	5	9	3
2	5	8	9	7	4	6	3	1
1	9	6	2	8	3	7	4	5
3	4	7	6	1	5	8	2	9

Sudoku #20

7	5	4	1	3	9	6	2	8
3	6	8	4	2	5	1	9	7
1	9	2	7	8	6	4	3	5
4	1	7	8	9	2	3	5	6
6	2	9	3	5	7	8	4	1
8	3	5	6	1	4	9	7	2
9	8	1	5	7	3	2	6	4
2	7	6	9	4	8	5	1	3
5	4	3	2	6	1	7	8	9

Sudoku #21

2	6	1	4	3	9	7	8	5
8	4	5	6	1	7	9	2	3
9	7	3	5	8	2	6	1	4
4	8	6	2	9	5	1	3	7
5	3	7	8	6	1	4	9	2
1	2	9	3	7	4	5	6	8
3	9	8	7	5	6	2	4	1
6	5	4	1	2	3	8	7	9
7	1	2	9	4	8	3	5	6

Sudoku #22

2	9	8	7	5	6	4	3	1
5	4	1	2	8	3	9	7	6
3	7	6	4	9	1	2	5	8
8	6	9	5	4	2	7	1	3
7	3	2	1	6	8	5	9	4
4	1	5	3	7	9	8	6	2
6	8	4	9	3	7	1	2	5
1	5	7	6	2	4	3	8	9
9	2	3	8	1	5	6	4	7

Sudoku #23

2	3	5	8	1	9	6	7	4
4	1	9	7	6	2	5	3	8
6	7	8	5	4	3	9	1	2
1	4	6	2	3	8	7	5	9
3	5	2	6	9	7	4	8	1
9	8	7	1	5	4	2	6	3
7	2	3	9	8	6	1	4	5
8	6	1	4	2	5	3	9	7
5	9	4	3	7	1	8	2	6

Sudoku #24

5	7	2	9	4	6	8	1	3
6	8	1	7	3	2	9	5	4
9	4	3	1	5	8	6	7	2
2	1	9	3	6	7	5	4	8
4	6	7	8	2	5	3	9	1
3	5	8	4	1	9	7	2	6
8	2	5	6	9	1	4	3	7
7	9	4	2	8	3	1	6	5
1	3	6	5	7	4	2	8	9

Sudoku #25

7	8	9	5	6	2	1	4	3
2	5	3	4	7	1	8	6	9
6	4	1	8	9	3	7	2	5
4	9	8	6	1	5	2	3	7
3	1	7	9	2	8	6	5	4
5	2	6	7	3	4	9	1	8
8	7	4	1	5	6	3	9	2
9	6	2	3	4	7	5	8	1
1	3	5	2	8	9	4	7	6

Sudoku #26

1	6	5	7	4	2	3	9	8
3	2	4	5	8	9	1	7	6
9	8	7	6	1	3	5	2	4
7	4	8	1	6	5	9	3	2
6	5	3	2	9	4	8	1	7
2	1	9	3	7	8	6	4	5
8	9	2	4	3	6	7	5	1
5	3	1	8	2	7	4	6	9
4	7	6	9	5	1	2	8	3

Sudoku #27

6	4	1	2	5	3	9	7	8
7	5	3	8	9	1	2	6	4
2	8	9	4	6	7	3	5	1
8	1	5	9	7	6	4	3	2
4	3	7	1	2	5	6	8	9
9	2	6	3	8	4	5	1	7
5	9	4	6	1	8	7	2	3
3	7	8	5	4	2	1	9	6
1	6	2	7	3	9	8	4	5

Sudoku #28

1	3	8	5	2	6	4	7	9
4	5	9	3	7	1	2	6	8
6	2	7	8	9	4	1	3	5
5	7	6	4	3	9	8	1	2
9	4	2	7	1	8	3	5	6
3	8	1	2	6	5	7	9	4
7	9	5	1	8	2	6	4	3
2	6	3	9	4	7	5	8	1
8	1	4	6	5	3	9	2	7

Sudoku #29

3	4	6	7	5	8	9	1	2
1	5	2	9	3	4	7	6	8
9	8	7	1	6	2	4	3	5
5	1	9	4	7	6	2	8	3
2	7	8	3	9	5	1	4	6
6	3	4	2	8	1	5	7	9
7	2	5	8	1	3	6	9	4
4	9	3	6	2	7	8	5	1
8	6	1	5	4	9	3	2	7

Sudoku #30

5	3	8	1	4	2	6	7	9
6	2	1	9	7	8	3	5	4
7	4	9	3	5	6	8	1	2
2	7	3	4	9	1	5	6	8
9	1	4	6	8	5	2	3	7
8	6	5	7	2	3	9	4	1
1	9	6	2	3	4	7	8	5
3	5	2	8	1	7	4	9	6
4	8	7	5	6	9	1	2	3

Sudoku #31

4	1	5	6	9	8	7	2	3
7	3	8	4	5	2	1	6	9
6	9	2	7	3	1	5	8	4
1	5	3	2	7	6	9	4	8
9	6	4	8	1	5	3	7	2
8	2	7	9	4	3	6	5	1
2	4	1	5	6	9	8	3	7
3	7	6	1	8	4	2	9	5
5	8	9	3	2	7	4	1	6

Sudoku #32

8	1	4	5	6	9	2	3	7
2	6	7	3	1	8	5	9	4
3	9	5	7	4	2	6	1	8
4	8	9	6	3	1	7	5	2
7	2	3	8	9	5	1	4	6
6	5	1	4	2	7	3	8	9
1	7	8	9	5	6	4	2	3
9	3	2	1	7	4	8	6	5
5	4	6	2	8	3	9	7	1

Sudoku #33

2	9	7	5	3	6	1	4	8
5	4	3	8	9	1	7	6	2
8	6	1	2	7	4	5	9	3
9	3	8	6	1	2	4	7	5
1	5	6	4	8	7	3	2	9
4	7	2	3	5	9	8	1	6
3	2	9	1	4	5	6	8	7
7	1	5	9	6	8	2	3	4
6	8	4	7	2	3	9	5	1

Sudoku #34

4	8	2	6	9	5	3	1	7
3	9	6	1	7	8	5	4	2
1	5	7	2	4	3	8	6	9
2	7	9	4	8	1	6	5	3
5	1	3	7	6	2	4	9	8
6	4	8	3	5	9	2	7	1
9	6	4	8	3	7	1	2	5
8	2	5	9	1	4	7	3	6
7	3	1	5	2	6	9	8	4

Sudoku #35

9	7	4	3	1	8	6	5	2
8	6	3	5	7	2	4	9	1
2	1	5	4	6	9	7	3	8
3	9	1	6	2	5	8	4	7
7	4	2	1	8	3	5	6	9
6	5	8	7	9	4	1	2	3
5	3	7	9	4	1	2	8	6
1	2	9	8	5	6	3	7	4
4	8	6	2	3	7	9	1	5

Sudoku #36

2	8	3	6	5	9	4	7	1
1	7	9	3	8	4	2	5	6
6	4	5	1	7	2	3	8	9
9	3	8	5	2	7	1	6	4
5	6	2	8	4	1	7	9	3
7	1	4	9	3	6	5	2	8
4	9	6	2	1	5	8	3	7
3	2	7	4	6	8	9	1	5
8	5	1	7	9	3	6	4	2

Sudoku #37

8	9	6	1	4	5	7	2	3
4	5	7	2	9	3	8	6	1
1	2	3	6	7	8	4	9	5
3	8	1	7	5	6	9	4	2
9	7	4	3	1	2	6	5	8
2	6	5	9	8	4	1	3	7
5	1	2	8	6	9	3	7	4
7	4	9	5	3	1	2	8	6
6	3	8	4	2	7	5	1	9

Sudoku #38

3	5	8	1	4	7	9	2	6
2	4	7	9	6	8	5	1	3
1	6	9	5	3	2	8	4	7
8	7	3	4	9	5	1	6	2
5	9	6	7	2	1	3	8	4
4	1	2	3	8	6	7	9	5
6	3	1	8	7	4	2	5	9
9	8	4	2	5	3	6	7	1
7	2	5	6	1	9	4	3	8

Sudoku #39

3	5	9	4	6	7	1	2	8
1	8	6	9	5	2	4	3	7
4	2	7	1	8	3	9	5	6
8	1	5	7	9	4	3	6	2
2	6	4	8	3	1	7	9	5
7	9	3	5	2	6	8	1	4
5	3	1	6	7	8	2	4	9
6	4	8	2	1	9	5	7	3
9	7	2	3	4	5	6	8	1

Sudoku #40

4	1	2	5	9	7	6	8	3
9	5	3	8	6	1	7	4	2
6	8	7	2	4	3	1	9	5
5	9	8	4	3	6	2	7	1
7	4	1	9	2	5	3	6	8
3	2	6	7	1	8	9	5	4
1	7	4	6	5	2	8	3	9
2	6	9	3	8	4	5	1	7
8	3	5	1	7	9	4	2	6

Sudoku #41

5	6	1	8	3	9	4	7	2
4	7	8	6	1	2	3	5	9
3	2	9	4	7	5	8	1	6
7	8	4	2	5	1	9	6	3
9	1	6	7	8	3	5	2	4
2	5	3	9	6	4	7	8	1
8	9	7	3	2	6	1	4	5
6	3	5	1	4	7	2	9	8
1	4	2	5	9	8	6	3	7

Sudoku #42

8	6	7	1	9	5	2	4	3
9	2	3	7	8	4	1	5	6
1	4	5	6	2	3	7	9	8
6	1	2	5	4	9	3	8	7
7	5	4	8	3	1	9	6	2
3	8	9	2	7	6	4	1	5
2	3	6	4	1	8	5	7	9
4	7	8	9	5	2	6	3	1
5	9	1	3	6	7	8	2	4

Sudoku #43

6	1	9	2	7	8	4	3	5
5	3	2	9	6	4	1	7	8
7	8	4	3	1	5	9	2	6
9	7	3	6	2	1	5	8	4
8	4	6	5	9	3	7	1	2
2	5	1	4	8	7	3	6	9
1	9	7	8	5	6	2	4	3
4	2	8	7	3	9	6	5	1
3	6	5	1	4	2	8	9	7

Sudoku #44

2	5	9	1	7	4	6	3	8
6	8	7	9	2	3	1	5	4
4	3	1	5	6	8	2	9	7
1	6	4	8	9	7	3	2	5
8	2	5	3	4	6	9	7	1
7	9	3	2	1	5	8	4	6
3	7	6	4	8	9	5	1	2
9	1	8	7	5	2	4	6	3
5	4	2	6	3	1	7	8	9

Sudoku #45

9	3	2	8	4	1	6	5	7
5	7	4	2	6	9	3	8	1
1	6	8	5	3	7	2	9	4
3	5	1	4	7	8	9	2	6
2	4	9	1	5	6	8	7	3
6	8	7	3	9	2	4	1	5
7	9	5	6	2	4	1	3	8
4	1	3	9	8	5	7	6	2
8	2	6	7	1	3	5	4	9

Sudoku #46

9	2	4	6	5	8	1	7	3
3	8	7	4	1	2	6	9	5
5	1	6	9	7	3	2	8	4
7	3	9	2	8	1	4	5	6
6	4	1	5	9	7	8	3	2
8	5	2	3	6	4	7	1	9
1	9	3	8	2	6	5	4	7
4	6	8	7	3	5	9	2	1
2	7	5	1	4	9	3	6	8

Sudoku #47

6	2	3	7	8	9	5	1	4
9	4	5	6	1	2	7	3	8
7	1	8	4	5	3	6	9	2
8	6	9	3	4	5	1	2	7
4	5	2	1	7	6	3	8	9
1	3	7	2	9	8	4	6	5
5	8	1	9	6	4	2	7	3
3	7	4	8	2	1	9	5	6
2	9	6	5	3	7	8	4	1

Sudoku #48

4	3	7	1	8	5	6	9	2
6	9	8	2	4	3	7	1	5
2	5	1	6	9	7	4	3	8
3	7	9	8	5	2	1	6	4
5	6	4	3	7	1	2	8	9
8	1	2	4	6	9	3	5	7
7	4	6	5	3	8	9	2	1
9	2	5	7	1	6	8	4	3
1	8	3	9	2	4	5	7	6

Sudoku #49

2	6	4	9	3	8	7	1	5
1	9	8	7	5	6	2	3	4
5	7	3	1	2	4	8	9	6
3	5	9	8	7	2	6	4	1
6	1	7	4	9	5	3	8	2
4	8	2	3	6	1	5	7	9
9	3	5	2	1	7	4	6	8
8	2	1	6	4	3	9	5	7
7	4	6	5	8	9	1	2	3

Sudoku #50

5	3	7	4	2	6	1	8	9
1	9	4	5	7	8	2	3	6
2	8	6	3	1	9	4	7	5
7	1	9	6	3	4	8	5	2
8	4	2	7	5	1	6	9	3
3	6	5	9	8	2	7	4	1
6	5	3	2	4	7	9	1	8
4	2	1	8	9	3	5	6	7
9	7	8	1	6	5	3	2	4

Sudoku #51

1	8	5	2	9	4	3	6	7
9	6	4	7	3	8	5	1	2
7	2	3	6	1	5	4	9	8
2	9	7	1	4	6	8	5	3
4	1	8	3	5	7	6	2	9
5	3	6	9	8	2	1	7	4
3	7	2	8	6	1	9	4	5
8	4	1	5	2	9	7	3	6
6	5	9	4	7	3	2	8	1

Sudoku #52

8	3	6	7	5	2	4	9	1
4	2	1	6	9	3	7	5	8
7	5	9	4	8	1	6	3	2
3	4	7	9	2	5	1	8	6
5	9	2	8	1	6	3	4	7
1	6	8	3	7	4	5	2	9
6	1	5	2	3	9	8	7	4
2	8	3	1	4	7	9	6	5
9	7	4	5	6	8	2	1	3

Sudoku #53

8	9	4	7	1	5	2	3	6
3	2	7	6	8	4	9	5	1
5	6	1	2	3	9	7	4	8
1	3	8	5	9	7	6	2	4
6	4	9	8	2	3	1	7	5
2	7	5	1	4	6	8	9	3
9	5	6	3	7	8	4	1	2
7	8	2	4	5	1	3	6	9
4	1	3	9	6	2	5	8	7

Sudoku #54

3	9	6	7	5	4	2	8	1
7	1	4	6	8	2	5	3	9
5	2	8	3	1	9	6	4	7
8	4	7	2	6	3	1	9	5
2	3	9	5	4	1	8	7	6
6	5	1	9	7	8	4	2	3
9	6	2	8	3	5	7	1	4
1	7	3	4	2	6	9	5	8
4	8	5	1	9	7	3	6	2

Sudoku #55

6	8	5	7	3	4	1	2	9
3	7	9	5	2	1	6	4	8
4	2	1	9	8	6	7	5	3
5	3	6	8	4	7	9	1	2
1	4	7	2	6	9	3	8	5
2	9	8	1	5	3	4	6	7
8	1	3	6	7	2	5	9	4
9	5	4	3	1	8	2	7	6
7	6	2	4	9	5	8	3	1

Sudoku #56

1	4	6	7	9	5	2	3	8
2	8	9	4	1	3	5	7	6
7	5	3	2	6	8	1	9	4
3	2	1	6	7	4	9	8	5
6	9	8	5	3	2	7	4	1
5	7	4	1	8	9	6	2	3
9	3	2	8	5	1	4	6	7
8	6	5	9	4	7	3	1	2
4	1	7	3	2	6	8	5	9

Sudoku #57

7	3	6	1	4	8	5	9	2
1	5	8	2	7	9	6	3	4
9	4	2	3	5	6	8	1	7
6	1	5	7	3	2	4	8	9
2	9	3	5	8	4	1	7	6
8	7	4	9	6	1	3	2	5
3	6	9	8	2	5	7	4	1
5	8	1	4	9	7	2	6	3
4	2	7	6	1	3	9	5	8

Sudoku #58

6	5	2	8	1	9	7	4	3
9	7	8	5	3	4	2	6	1
3	1	4	2	6	7	9	5	8
7	2	5	9	8	6	3	1	4
1	8	6	4	7	3	5	2	9
4	3	9	1	2	5	8	7	6
2	6	1	7	9	8	4	3	5
8	4	7	3	5	1	6	9	2
5	9	3	6	4	2	1	8	7

Sudoku #59

3	4	5	9	8	6	2	1	7
2	6	1	4	7	3	5	8	9
8	7	9	2	1	5	3	6	4
6	5	4	1	3	7	9	2	8
1	3	2	6	9	8	4	7	5
9	8	7	5	2	4	6	3	1
7	2	3	8	5	9	1	4	6
5	1	6	7	4	2	8	9	3
4	9	8	3	6	1	7	5	2

Sudoku #60

1	3	7	9	8	4	5	6	2
5	2	9	7	1	6	8	4	3
6	4	8	5	2	3	1	7	9
3	7	1	8	4	2	6	9	5
4	9	5	6	3	7	2	8	1
8	6	2	1	9	5	4	3	7
2	5	6	4	7	9	3	1	8
7	1	3	2	6	8	9	5	4
9	8	4	3	5	1	7	2	6

Sudoku #62

7	5	9	4	8	3	2	6	1
2	3	1	6	5	9	8	4	7
4	6	8	7	1	2	9	3	5
9	1	4	2	3	7	5	8	6
6	2	7	5	4	8	3	1	9
5	8	3	1	9	6	7	2	4
8	7	6	9	2	4	1	5	3
1	9	2	3	6	5	4	7	8
3	4	5	8	7	1	6	9	2

Sudoku #61

2	7	8	4	5	9	3	6	1
4	1	3	6	7	2	9	5	8
6	5	9	1	8	3	2	7	4
3	8	6	2	9	7	1	4	5
7	9	2	5	1	4	6	8	3
1	4	5	3	6	8	7	2	9
8	6	1	9	2	5	4	3	7
9	3	7	8	4	6	5	1	2
5	2	4	7	3	1	8	9	6

Sudoku #64

2	4	3	6	9	7	1	8	5
8	1	5	2	4	3	6	9	7
7	9	6	8	1	5	3	2	4
3	5	1	4	6	9	2	7	8
4	6	2	5	7	8	9	3	1
9	8	7	1	3	2	5	4	6
6	2	8	9	5	4	7	1	3
5	7	9	3	8	1	4	6	2
1	3	4	7	2	6	8	5	9

Sudoku #63

8	6	4	1	2	3	7	9	5
1	7	9	5	4	6	3	8	2
2	5	3	8	9	7	6	1	4
5	9	7	4	3	2	1	6	8
3	8	6	7	1	5	2	4	9
4	2	1	9	6	8	5	7	3
7	4	5	2	8	1	9	3	6
6	1	8	3	5	9	4	2	7
9	3	2	6	7	4	8	5	1

Sudoku #65

7	5	8	9	4	1	2	6	3
9	4	2	8	6	3	7	1	5
3	6	1	7	2	5	9	4	8
6	2	4	1	3	8	5	7	9
8	3	7	4	5	9	1	2	6
5	1	9	2	7	6	3	8	4
4	8	5	3	1	7	6	9	2
1	9	3	6	8	2	4	5	7
2	7	6	5	9	4	8	3	1

Sudoku #66

2	3	7	8	5	9	6	4	1
8	4	1	2	6	3	5	7	9
9	6	5	7	4	1	3	8	2
6	5	2	9	7	8	1	3	4
1	8	3	5	2	4	9	6	7
7	9	4	1	3	6	2	5	8
5	2	6	4	1	7	8	9	3
3	7	9	6	8	2	4	1	5
4	1	8	3	9	5	7	2	6

Sudoku #67

5	3	4	8	7	6	2	9	1
2	9	6	4	3	1	8	7	5
7	8	1	9	2	5	6	3	4
3	1	7	2	9	8	5	4	6
9	2	5	1	6	4	3	8	7
6	4	8	7	5	3	9	1	2
8	6	2	3	1	7	4	5	9
1	5	3	6	4	9	7	2	8
4	7	9	5	8	2	1	6	3

Sudoku #68

4	3	8	6	1	2	7	9	5
9	6	1	8	7	5	2	3	4
5	7	2	9	4	3	1	8	6
8	1	7	5	6	9	4	2	3
6	4	3	2	8	7	9	5	1
2	5	9	1	3	4	6	7	8
7	8	4	3	9	1	5	6	2
3	9	5	4	2	6	8	1	7
1	2	6	7	5	8	3	4	9

Sudoku #69

7	9	2	5	1	6	3	8	4
6	4	8	7	2	3	9	1	5
1	3	5	4	9	8	7	6	2
3	6	4	1	8	9	5	2	7
5	2	1	6	3	7	8	4	9
8	7	9	2	4	5	1	3	6
9	1	6	3	7	2	4	5	8
2	8	3	9	5	4	6	7	1
4	5	7	8	6	1	2	9	3

Sudoku #70

5	1	9	4	2	7	6	8	3
8	2	6	5	3	9	4	1	7
3	4	7	1	6	8	2	9	5
4	6	3	8	7	5	1	2	9
2	8	5	6	9	1	3	7	4
9	7	1	3	4	2	8	5	6
7	9	4	2	1	3	5	6	8
1	3	8	7	5	6	9	4	2
6	5	2	9	8	4	7	3	1

Sudoku #71

6	5	3	7	1	4	8	9	2
8	9	1	2	5	3	4	6	7
2	4	7	8	6	9	1	3	5
9	6	8	3	7	2	5	1	4
5	7	4	1	9	8	6	2	3
3	1	2	6	4	5	9	7	8
4	3	9	5	2	1	7	8	6
7	2	5	9	8	6	3	4	1
1	8	6	4	3	7	2	5	9

Sudoku #72

9	4	5	3	8	2	1	6	7
7	1	8	4	9	6	5	3	2
6	2	3	7	5	1	4	8	9
8	5	9	1	7	4	6	2	3
3	6	1	5	2	9	7	4	8
4	7	2	8	6	3	9	5	1
5	9	7	2	4	8	3	1	6
1	8	6	9	3	5	2	7	4
2	3	4	6	1	7	8	9	5

Sudoku #73

8	1	3	7	4	5	2	9	6
2	7	5	6	9	3	8	4	1
9	4	6	2	1	8	3	5	7
6	8	1	4	3	7	9	2	5
5	2	4	9	8	6	1	7	3
7	3	9	5	2	1	4	6	8
1	6	2	3	5	9	7	8	4
4	5	8	1	7	2	6	3	9
3	9	7	8	6	4	5	1	2

Sudoku #74

5	3	4	7	9	6	8	1	2
9	8	2	1	5	4	7	3	6
7	6	1	3	2	8	5	4	9
2	1	8	4	6	5	9	7	3
6	7	5	8	3	9	4	2	1
3	4	9	2	7	1	6	8	5
4	5	3	9	8	2	1	6	7
1	2	6	5	4	7	3	9	8
8	9	7	6	1	3	2	5	4

Sudoku #75

9	2	7	3	8	4	1	5	6
5	4	1	9	6	2	8	7	3
3	6	8	7	5	1	9	4	2
6	7	9	8	2	5	3	1	4
8	1	2	4	3	9	5	6	7
4	5	3	1	7	6	2	8	9
2	9	5	6	4	8	7	3	1
7	8	6	2	1	3	4	9	5
1	3	4	5	9	7	6	2	8

Sudoku #76

5	4	6	7	1	2	3	9	8
9	7	2	8	6	3	5	1	4
3	8	1	4	9	5	6	2	7
4	5	9	3	2	7	8	6	1
6	2	7	1	8	9	4	5	3
1	3	8	6	5	4	2	7	9
8	6	3	2	7	1	9	4	5
2	1	5	9	4	8	7	3	6
7	9	4	5	3	6	1	8	2

Sudoku #78

1	2	6	5	4	7	3	9	8
4	9	7	8	1	3	2	5	6
5	8	3	9	6	2	1	7	4
2	6	5	7	8	1	9	4	3
7	1	9	3	5	4	8	6	2
8	3	4	6	2	9	7	1	5
6	7	2	4	9	8	5	3	1
3	5	8	1	7	6	4	2	9
9	4	1	2	3	5	6	8	7

Sudoku #77

3	1	7	2	4	6	9	5	8
6	9	2	5	8	7	1	3	4
4	8	5	1	9	3	7	2	6
2	3	1	7	5	8	4	6	9
5	4	8	6	2	9	3	1	7
9	7	6	3	1	4	5	8	2
1	2	4	9	6	5	8	7	3
7	6	9	8	3	1	2	4	5
8	5	3	4	7	2	6	9	1

Sudoku #80

4	7	6	5	8	1	9	2	3
2	5	3	6	7	9	8	1	4
1	8	9	2	3	4	7	5	6
5	3	1	9	4	2	6	7	8
8	9	2	7	1	6	4	3	5
7	6	4	3	5	8	2	9	1
6	1	5	8	2	7	3	4	9
3	2	8	4	9	5	1	6	7
9	4	7	1	6	3	5	8	2

Sudoku #79

6	7	3	1	9	2	8	5	4
9	4	1	7	8	5	3	6	2
5	2	8	3	4	6	1	7	9
2	9	5	8	3	1	7	4	6
3	1	4	6	7	9	2	8	5
8	6	7	2	5	4	9	3	1
4	3	6	9	2	8	5	1	7
7	5	9	4	1	3	6	2	8
1	8	2	5	6	7	4	9	3

Sudoku #81

9	8	6	4	2	3	5	1	7
3	5	7	1	9	6	2	8	4
2	4	1	8	5	7	3	6	9
8	2	9	7	6	5	4	3	1
6	7	4	2	3	1	8	9	5
1	3	5	9	8	4	7	2	6
7	9	8	5	1	2	6	4	3
5	1	3	6	4	8	9	7	2
4	6	2	3	7	9	1	5	8

Sudoku #82

3	9	2	5	7	6	1	8	4
4	8	1	3	9	2	7	5	6
6	7	5	8	1	4	2	3	9
5	1	4	2	8	3	9	6	7
8	2	7	4	6	9	5	1	3
9	6	3	1	5	7	4	2	8
7	3	9	6	2	1	8	4	5
1	4	8	9	3	5	6	7	2
2	5	6	7	4	8	3	9	1

Sudoku #83

3	7	5	1	2	6	9	4	8
4	9	1	8	3	7	5	6	2
2	8	6	9	4	5	7	1	3
9	5	2	4	1	8	3	7	6
7	1	8	5	6	3	2	9	4
6	4	3	2	7	9	1	8	5
1	6	4	3	9	2	8	5	7
8	3	7	6	5	1	4	2	9
5	2	9	7	8	4	6	3	1

Sudoku #84

1	4	3	6	9	2	7	5	8
2	7	9	1	8	5	4	6	3
8	6	5	3	7	4	1	9	2
9	3	2	5	4	8	6	7	1
4	1	8	7	6	9	2	3	5
7	5	6	2	1	3	8	4	9
6	8	1	9	5	7	3	2	4
5	2	4	8	3	6	9	1	7
3	9	7	4	2	1	5	8	6

Sudoku #86

5	8	1	2	3	4	6	9	7
3	7	2	8	9	6	5	4	1
6	9	4	5	1	7	3	8	2
1	2	9	4	6	8	7	5	3
8	3	6	9	7	5	2	1	4
4	5	7	3	2	1	8	6	9
9	1	5	7	8	2	4	3	6
7	4	3	6	5	9	1	2	8
2	6	8	1	4	3	9	7	5

Sudoku #85

2	3	1	8	5	6	4	9	7
7	8	6	4	9	3	1	5	2
4	9	5	1	7	2	3	8	6
9	2	8	7	3	1	6	4	5
3	5	7	9	6	4	8	2	1
6	1	4	5	2	8	7	3	9
5	4	9	6	8	7	2	1	3
8	7	3	2	1	5	9	6	4
1	6	2	3	4	9	5	7	8

Sudoku #88

4	1	2	7	8	5	6	9	3
8	6	7	3	2	9	5	4	1
9	3	5	1	6	4	7	2	8
3	7	4	6	5	2	1	8	9
6	2	8	9	3	1	4	5	7
1	5	9	8	4	7	3	6	2
7	8	6	5	9	3	2	1	4
5	4	3	2	1	8	9	7	6
2	9	1	4	7	6	8	3	5

Sudoku #87

8	3	7	6	4	2	1	9	5
5	6	4	7	9	1	2	3	8
9	1	2	3	5	8	6	7	4
6	5	8	9	2	3	7	4	1
7	9	3	8	1	4	5	2	6
4	2	1	5	7	6	3	8	9
3	4	6	1	8	7	9	5	2
1	8	5	2	3	9	4	6	7
2	7	9	4	6	5	8	1	3

Sudoku #89

4	1	3	6	2	5	9	7	8
7	6	9	1	8	4	3	2	5
2	5	8	3	9	7	6	1	4
5	9	2	8	7	6	1	4	3
1	8	4	2	3	9	7	5	6
6	3	7	5	4	1	2	8	9
9	2	1	4	6	8	5	3	7
8	7	5	9	1	3	4	6	2
3	4	6	7	5	2	8	9	1

Sudoku #90

2	6	1	3	4	8	9	5	7
5	8	7	6	2	9	4	1	3
3	9	4	5	7	1	6	8	2
8	1	3	7	9	4	5	2	6
7	2	5	8	3	6	1	9	4
6	4	9	1	5	2	3	7	8
4	5	8	2	1	3	7	6	9
9	7	6	4	8	5	2	3	1
1	3	2	9	6	7	8	4	5

Sudoku #91

3	2	6	9	4	8	1	5	7
7	1	4	3	5	2	9	8	6
8	9	5	1	7	6	3	2	4
6	7	9	4	2	3	8	1	5
4	8	1	7	9	5	2	6	3
5	3	2	8	6	1	7	4	9
9	6	7	2	8	4	5	3	1
1	4	8	5	3	9	6	7	2
2	5	3	6	1	7	4	9	8

Sudoku #92

4	8	2	3	5	1	7	9	6
3	5	6	9	4	7	1	8	2
7	9	1	6	8	2	5	4	3
6	1	7	4	3	8	9	2	5
9	3	5	2	7	6	8	1	4
2	4	8	5	1	9	3	6	7
5	6	9	8	2	3	4	7	1
1	2	3	7	9	4	6	5	8
8	7	4	1	6	5	2	3	9

Sudoku #93

7	8	5	2	4	1	9	6	3
3	6	1	7	9	8	4	5	2
2	9	4	6	3	5	8	1	7
9	3	8	5	1	6	7	2	4
5	7	6	4	2	3	1	8	9
1	4	2	9	8	7	5	3	6
6	5	9	1	7	2	3	4	8
8	1	7	3	6	4	2	9	5
4	2	3	8	5	9	6	7	1

Sudoku #94

1	3	4	5	6	8	2	9	7
9	7	6	2	1	4	8	3	5
8	2	5	7	3	9	4	1	6
2	1	3	4	5	6	9	7	8
4	6	8	9	7	3	1	5	2
7	5	9	1	8	2	6	4	3
5	4	2	6	9	7	3	8	1
3	9	7	8	2	1	5	6	4
6	8	1	3	4	5	7	2	9

Sudoku #95

2	9	1	3	8	7	5	4	6
5	4	8	9	1	6	7	3	2
3	6	7	4	2	5	9	1	8
7	5	6	2	4	8	1	9	3
9	2	4	7	3	1	6	8	5
1	8	3	5	6	9	2	7	4
6	3	2	1	9	4	8	5	7
8	7	9	6	5	3	4	2	1
4	1	5	8	7	2	3	6	9

Sudoku #96

4	7	8	5	3	6	1	2	9
9	6	1	2	4	8	7	5	3
3	5	2	1	9	7	6	4	8
8	2	9	6	1	3	4	7	5
7	3	4	9	5	2	8	1	6
5	1	6	8	7	4	3	9	2
6	8	7	4	2	9	5	3	1
1	9	3	7	8	5	2	6	4
2	4	5	3	6	1	9	8	7

Sudoku #97

4	3	1	9	6	7	2	5	8
7	9	2	8	3	5	6	4	1
5	6	8	1	2	4	3	7	9
8	5	4	6	9	2	1	3	7
3	1	7	5	4	8	9	2	6
9	2	6	3	7	1	5	8	4
1	8	3	7	5	9	4	6	2
6	4	9	2	8	3	7	1	5
2	7	5	4	1	6	8	9	3

Sudoku #98

7	6	5	9	8	2	4	1	3
2	8	4	1	3	5	6	7	9
9	3	1	7	6	4	2	5	8
1	9	3	2	7	8	5	4	6
8	5	2	6	4	1	9	3	7
4	7	6	5	9	3	8	2	1
6	2	9	4	1	7	3	8	5
5	1	8	3	2	6	7	9	4
3	4	7	8	5	9	1	6	2

Sudoku #99

1	5	2	6	7	8	9	4	3
4	6	3	5	9	2	7	8	1
7	8	9	3	1	4	2	5	6
5	1	4	2	8	9	6	3	7
6	9	8	7	3	5	1	2	4
3	2	7	4	6	1	8	9	5
8	7	5	1	2	3	4	6	9
2	3	6	9	4	7	5	1	8
9	4	1	8	5	6	3	7	2

Sudoku #100

7	8	5	4	3	2	1	9	6
6	4	9	1	7	8	5	2	3
3	1	2	6	5	9	4	8	7
2	7	6	9	8	4	3	1	5
4	5	8	7	1	3	9	6	2
1	9	3	2	6	5	7	4	8
9	3	4	5	2	6	8	7	1
8	6	7	3	9	1	2	5	4
5	2	1	8	4	7	6	3	9

www.ingramcontent.com/pod-product-compliance
Lightning Source LLC
Chambersburg PA
CBHW061815250726
48657CB00001B/438

* 9 7 9 8 5 8 0 5 3 7 1 0 8 *